LA RAGE

LA MOUCHE CHARBONNEUSE

LA VIPÈRE

TRAITEMENT. — GUÉRISON

PAR PIERRE FRÉDÉ
(P. F. D.)

PRIX : 1 FRANC

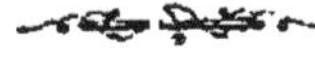

MEAUX
IMPRIMERIE G. DESTOUCHES, SUCCESSEUR DE J. CARRO
—
1877

LA RAGE

LA MOUCHE CHARBONNEUSE

LA VIPÈRE

TRAITEMENT. — GUÉRISON

PAR PIERRE FRÉDÉ
(P. F. D.)

PRIX : 1 FRANC

MEAUX
IMPRIMERIE G. DESTOUCHES, SUCCESSEUR DE J. CARRO
1877

La rage, cette infernale maladie, dont le nom seul donne le frisson jusque dans les moëlles, prend d'années en années les plus effroyables proportions, presque un caractère épidémique.

Chaque jour, les journaux de la province, de Paris et de l'étranger signalent des accidents lamentables.

En écrivant ce petit livre, je n'ai eu d'autre but que de prévenir, autant que possible, d'irréparables malheurs, en éclairant le public sur les dangers de la cohabitation avec le chien.

LA RAGE

S'il est une maladie qui inspire une terreur profonde, même aux gens les plus courageux, c'est, sans contredit, la rage.

La rage est-elle née avec tous les individus de la race canine ?

Si elle n'est point sortie de la boîte de Pandore-Epiméthée en même temps que les autres maladies qui affligent toutes les créatures de ce monde, quelles sont les causes qui l'ont engendrée? Sous quelle influence détestable est-elle née? L'étiologie la plus savante de cette maladie ne parviendrait pas à nous le révéler. Mais, ce qui est certain, c'est que le tétanos rabique était connu à l'époque du siége de Troie, dès les premiers âges du monde.

Les animaux chez lesquels la rage peut se développer spontanément, c'est-à-dire sans aucune intoxication accidentelle, sont : le loup, le chien, le renard, le chacal, en un mot tous les sujets de la race canine, mais particulièrement le chien et le loup. En dehors de la race canine, le chat seulement ; on croit que le blaireau peut aussi la prendre. Tous les autres animaux, ainsi que l'homme, ne la contractent que par la voie de la morsure.

Les animaux, sous l'influence du virus rabique ne sont pas tous également dangereux pour l'homme. Ceux qui ont des aptitudes à mordre, tels que le cheval, l'âne, le mulet, la communiquent aussi facilement que le chien ; la chèvre, le mouton, le bœuf la transmettent également, mais moins fréquemment, parce qu'ils ont plus l'habitude de buter de la tête et des cornes que de mordre. Les oiseaux de basse-cour n'ayant point de salive la transmettraient peut-être plus difficilement, mais on croit qu'ils pourraient l'inoculer.

Ce virus réside uniquement dans les mucosités buccales, dans les excrétions de salives des sujets malades, en un mot, la bave seule porte des propriétés toxiques plus délétères, quoique moins rapides, que le venin du serpent le plus venimeux.

Quelles sont les causes qui déterminent la rage chez le chien ?

Il en est deux : l'une qui nous est connue : la morsure d'un de ses congénères ou de tout autre animal atteint de la maladie ; l'autre qui naît spontanément, c'est-à-dire qui éclate d'elle-même sous l'influence d'un état morbide particulier : celle-ci nous est encore inconnue.

La maladie naît-elle, ainsi qu'on le croit communément, des chaleurs excessives de l'été, des froids rigoureux, d'une alimentation malsaine, des eaux pourries ?

Non ! Les chiens de Constantinople, d'Alexandrie, de Bagdad et autres grandes villes de l'Orient, ne vivent que des détritus pourris et infectes des cuisines, que l'on dépose dans les rues et les cas de rage qui s'y manifestent sont extrèmement rares.

Le chien ne transpirant que par les glandes salivaires et le tissu muqueux de la gorge, et non par le tissu cellulaire de la peau, est-ce à l'absence accidentelle de la transpiration ?

Non. Car la rage ne se montrerait seulement que dans les régions polaires et jamais sous les tropiques et dans leur voisinage. En Sibérie les chiens des Samoyèdes, des Esquimaux qui couchent dehors toute l'année ne prennent la maladie qu'accidentellement.

Le chien devient-il hydrophobe par les mêmes causes que les hommes prennent la satyriasis, et que les femmes deviennent hystériques ?

La rage est-elle déterminée par la privation des affinités naturelles, si impérieuses en certaines saisons chez le chien, et qu'il éprouve avec une fureur qui le rend fou, que cette privation provienne d'une séquestration absolue ou prolongée ou de l'acte de la copulation brutalement interrompue ?

Cette dernière hypothèse est assez accréditée parmi les médecins et les vétérinaires. Cependant quoi qu'ils aient fait pour développer artificiellement cette maladie chez le chien, ils n'y sont jamais parvenus.

De ces causes, ensemble ou séparément, aucune ne nous paraît de nature à l'engendrer sans le secours d'un état morbide qni échappe à l'observation.

Malgré l'assertion assez risquée de voyageurs, que la rage était inconnue en Perse, en Turquie, dans l'Inde, en Egypte, sous les latitudes chaudes, nous pouvons affirmer qu'elle y est connue de temps immémorial et qu'elle se produit et se propage dans ces pays comme ailleurs, moins fréquemment sans doute.

Mais une observation faite depuis des siècles, c'est que la spontanéité de la rage est infiniment plus rare partout où la race canine vit à l'état de promiscuité permanent, tel qu'à Constantinople, Alexandrie, au Caire, etc., etc., dans les pays voisins du pôle, où elle peut se livrer sans obstacle et sans trouble aux besoins irrésistibles de la copulation. Ce qui affirmerait ce fait, c'est que chez le loup la rage est extrêmement rare.

Partout où il y a des chiens, la rage est à l'état latent et se montre indifféremment dans toutes les saisons.

Il est certain cependant que l'action du climat exerce une certaine influence sur son développement. Comment? on l'ignore. Mais un fait à noter, c'est que la zone centrale de l'Europe, où les peuples sont le plus civilisés, semble prédisposer plus particulièrement la race canine à prendre la rage. La rage se développant plus activement sous cette zone porterait à croire que le régime auquel est généralement soumis l'animal ne serait pas étranger à la fréquence de la maladie.

C'est une erreur de croire que cette maladie se développe plus particulièrement, seulement durant les grandes chaleurs. Les observations faites avec le plus grand soin par toutes les facultés médicales de l'Europe et dans les écoles vétérinaires, nous montrent qu'elle sévit à peu près dans toutes les saisons. Elles signalent encore que les mâles y sont plus sujets que les femelles, dans une proportion dépassant les deux tiers, ce qui porterait à penser que l'acte de la copulation n'est pas absolument étranger à la naissance des causes qui déterminent la rage spontanée.

Peut-on connaître et signaler avec certitude, dès les premiers moments, l'invasion spontanée de la maladie chez le chien ?

Hélas ! non ; et là est précisément le danger. Quand on s'aperçoit que la maladie commence à envahir l'animal, il est déjà trop tard pour se garantir de la morsure qu'il a pu vous faire la veille, le matin même. De nombreuses autopsies, exécutées soigneusement, n'ont rien signalé jusqu'ici qui permît de dévoiler le travail latent de l'incubation, ni les causes de la spontanéité. A partir du moment où l'animal a été mordu jusqu'au jour où la maladie se déclare tout à coup, par cette constriction des muscles et des nerfs laryngiens qui paralyse tout mouvement de déglutition, on ne sait rien, absolument rien.

On ne saurait donc recommander avec trop d'insistance aux personnes mordues par un chien, en apparence bien portant, de se livrer *immédiatement, sur l'heure même,* à la médication la plus énergique.

Ce que le public ignore et ce qu'il faut

qu'il sache, c'est que le chien mordu ce matin par un chien malade peut parfaitement, en vous mordant ce soir, vous inoculer le virus rabique. En moins de quelques minutes, le virus entre dans le torrent veineux, porte d'effroyables désordres dans toutes les actions vitales. L'animal est infecté dès ce moment et transmet la maladie, bien qu'il ne donne signe d'infection que quelques jours après. C'est donc une erreur contre laquelle il faut réagir, de croire que le chien ne communique la rage que quand la maladie est arrivée à son summum d'intensité.

L'incubation peut être plus courte ou plus longue, selon la température du moment ; par une température très-élevée, tépide, elle se fait avec une rapidité effrayante, en moins de soixante heures.

Dans les huit ou dix jours de l'invasion, l'animal devient triste, morose, sombre. Tout d'abord, il cache sa tête entre ses pattes, il fuit son maître, se couche sous les meubles, partout où il se trouve isolé. Si on passe près de lui il grogne ; si on le dérange il mord. Cependant, jusqu'au moment où il entre dans la période aiguë de la maladie, et jusqu'à ce que la constriction de la gorge amène la dysphagie, c'est-à-dire vingt-quatre ou trente heures avant la mort, il boit encore en lappant, mange,

1.

avec moins d'entrain que d'habitude, et souvent c'est en lui portant à manger qu'il mord. On le voit quelquefois se frotter les lèvres avec ses pattes, comme s'il voulait se débarrasser d'un os qui l'étrangle.

Bientôt les yeux s'enflamment, deviennent glauques, hagards, ternes et troubles. Ses allures sont celles d'un chien qui serait ivre. Il est agité, va, vient, s'élance, happe l'air, comme s'il prenait des mouches au vol. Il mâchonne la paille de sa litière, ronge tout ce qui est à sa portée. Sa voix subit tout à coup la plus étrange altération ; de pleine et sonore qu'elle était, elle devient rauque, voilée, lugubre. On dirait l'animal atteint d'un fort enrouement. Cette altération de la voix, ce happement de l'air, le vomissement de sang, sont des indices des plus graves. Dès qu'on les a remarqués, il faut prendre les plus grandes précautions et se hâter de faire abattre le chien.

Si l'animal est laissé libre, il s'en va et ne revient plus. Il est fou. Dans sa course désordonnée il mord tout ce qu'il rencontre, de préférence ses semblables qui instinctivement le fuient ; vers la fin du jour, il se remise dans un fossé, dans un trou, sous un buisson, au pied d'un arbre, où il meurt. S'il est enfermé dans une cour, il mord tous les animaux, tous les volatiles qui l'entourent et qu'il peut atteindre, et, le paroxysme venu, l'animal se retire derrière n'importe quoi, où il reste jusqu'au dernier moment de l'agonie.

Cependant, dans la période d'incubation, jusqu'aux premiers accès bien caractérisés, il est rare qu'il morde ses maîtres, pour lesquels il semble, au contraire, montrer plus d'affectuosité que de coutume.

Disons en passant que *hydrophobie* et *rage* sont deux affections distinctes, bien que l'une et l'autre, dues à des causes essentiellement différentes, débutent par les mêmes prodromes : la dépravation du nerf lingual et de ses fonctions sensoriales, la même horreur pour tous les liquides.

*
* *

La marche de la maladie chez l'homme est partout et toujours la même. Les plaies se guérissent assez promptement ; le blessé ne ressent ni n'observe aucun changement appréciable dans sa santé pendant le cours de l'incubation, que l'on peut encadrer dans une période de temps variant de trente-cinq à quarante jours. On a vu des cas où la maladie s'est manifestée le soixantième. Ces cas sont très-rares, et n'ont lieu que dans la période la plus intense de l'hiver.

On a prétendu, et le vulgaire croit

généralement que le virus rabique peut couver pendant des années, et on cite à ce sujet des histoires qu'il faut reléguer dans le domaine de la fable. Cette croyance est absurde. Les annales médicales ne constatent aucun cas d'incubation dépassant deux mois. On a pris pour des cas de rage ce qui n'était que des accidents rabiformes déterminés par une émotion violente, ou toute autre cause.

Le calme ne se dément pas durant la période d'incubation. C'est au moment où l'on se croit hors des atteintes du mal que tout à coup les plaies, qui s'étaient fermées, se tuméfient, s'enflamment, deviennent le siége d'une douleur sourde, qui augmente d'intensité, longe les membres et le tronc. Elles prennent un aspect violacé d'une mauvaise nature. Dans la plupart des cas elles se rouvrent et laissent couler une sanie âcre et fétide. C'est alors que commencent à se manifester des accidents qui vont empirer d'heure en heure. La douleur des plaies s'irradie et s'étend jusqu'à la poitrine, puis à la gorge et le malade éprouve à la fois, ou tour-à-tour, de la névrose de la gastrite, de l'encéphalite ; il est pris de secousses convulsives, tétaniques, de constrictions violentes des muscles glosso-pharyngiens, suivies d'angoisses, d'horripilations douloureuses. Puis surviennent une foule de symptômes qui appartiennent à l'exaltation générale de la sensibilité. La respiration devient pénible, haletante; la voix s'altère se fait rauque et sourde. Le malade étouffe et demande de l'air... La déglutition devient de plus en plus difficile, la peau sèche et brûlante. La coloration de la face augmente, accompagnée d'une soif ardente et pourtant le malade refuse de boire, repousse toute espèce de nourriture et de liquide, dont la vue seule fait sur quelques sujets redoubler la violence des accès. Cette horreur des liquides a donné son nom à la maladie. Le plus petit bruit, le miroitement d'une glace, l'éclat lumineux de la faïence, de la porcelaine, d'un verre, d'une bouteille, un rayon de soleil à travers une fissure, en un mot de tout objet brillant lui deviennent insupportables, douloureux même. La lumière d'une lampe, d'une bougie, du foyer, l'incommode et semble lui brûler les yeux jusqu'au fond du crâne. Les facultés intellectuelles se troublent, les idées ne s'enchaînent plus; tout est confusion dans sa cervelle; tous les sens se dépravent avec une rapidité navrante.

Ces accès varient d'intensité suivant la constitution, plus ou moins robuste, plus ou moins nerveuse et irritable du sujet.

Les derniers accidents de la maladie ne se manifestent pas les mêmes chez tous les malades. Les uns montrent une tristesse expansive, pleine d'affection pour tous ceux qui l'entourent. Les autres, et c'est le petit nombre, crient, parlent, jurent, essayent de cracher à la figure de ceux qui les soignent. D'aucuns engagent les assistants à s'enfuir, ou demandent qu'on les attache. D'autres encore, sont pris de satyriasis et se livrent à des excès horribles.

Après quelques heures de désordres indescriptibles, qui semblent avoir détraqué toute la machine humaine, cette effroyable exaspération de l'énergie vitale se calme tout-à-coup ; le malade tombe dans un état de tristesse et d'épuisement qui lui fait désirer le repos et le sommeil, et en effet il s'assoupit.

Pendant une heure ou deux, souvent moins, le calme est complet. Le malade n'éprouve plus une aussi grande aversion pour les boissons et les aliments, il boit quelques gorgées avec répugnance, il accepte assez docilement la potion qu'on lui présente. Cette transition si subite, ce calme, qui semble devoir persister, lui laisse espérer une guérison prochaine. Mais au moment où ceux qui l'entourent commencent à espérer aussi, un accès le reprend plus violent, plus épouvantable que les autres. L'agonie commence. La bouche se contracte de nouveau, s'emplit de bave, d'écumes glaireuses qu'il ne peut expectorer. Les yeux se cernent, et dardent des lueurs fulgurantes, des lueurs de fous, de bêtes fauves ; les lèvres et les doigts bleuissent. Une sueur froide, puante, poisseuse, lui mastique le corps, le pouls diminue rapidement, les forces s'anéantissent de même. C'est à grand'peine qu'il fait mouvoir ses membres. Puis, vient l'anxiété précordiale avec étouffements. Une série d'accès nerveux rabiques se succèdent, se rapprochent jusqu'à ce que le malade, épuisé par des spasmes bronchiques, tombe dans une prostration mortelle, tout en conservant l'intelligence jusqu'au dernier moment.

Tout à coup la bouche se déforme, le nez se pince, la mâchoire inférieure claque, les yeux se retournent, une raideur convulsive vient, comme un courant électrique le foudroyer après vingt ou trente heures de souffrances lamentables. La mort est arrivée par asphyxie.

Que faire quand on a été mordu par un animal suspect ?

Je ne dirai pas comme Goldsmith à qui on adressait la même question : Tuez l'homme et laissez vivre le chien pour savoir s'il est enragé. Hélas! Goldsmith affirmait, par une plaisanterie cruelle, l'impuissance de la médecine à guérir cette maladie.

Non! il ne faut pas tuer l'homme. Il faut au contraire s'empresser de le faire traiter, puis enfermer l'animal, lui donner à boire et à manger. S'il est réellement malade, il refusera bientôt toute nourriture et ne tardera pas à mourir. S'il n'est pas infecté il continuera à se bien porter.

Pourquoi garder le chien? me demandera-t-on.

Pourquoi?... Nous avons dit que chez le chien, l'incubation du virus rabique excède rarement huit ou dix jours, et cinquante chez l'homme. Or, si au bout de dix jours l'animal continue à se bien porter, n'est-ce donc rien que de pouvoir rassurer la personne mordue, que d'apporter le calme dans une imagination bouleversée par la frayeur? De quelles angoisses ne la délivre-t-on pas, quand on lui présente le chien en parfait état de santé, quand on donne au malade la preuve irrécusable que l'animal boit, mange et se baigne comme à l'ordinaire.

Cette frayeur, chez les individus impressionnables, affectés de névroses, peut déterminer des accidents rabiformes des plus graves qui, cependant, ne sont pas toujours mortels. L'imagination qui les a produits, peut aussi les détruire.

La morsure du chien est toujours dangereuse, qu'elle soit faite par un animal de forte taille, adulte, dans la plénitude de ses forces ou par un roquet, ses crocs, aigus et coniques, qui s'entrecroisent comme une paire de tenailles dentelées, hachent, meurtrissent, déchirent les chairs et les souillent de bave.

Ajoutons que les femmes sont beaucoup moins exposées que les hommes à être mordues. Le chien happe leurs jupes flottantes, étoffées, les déchire, mais ne parvient que rarement à pincer la peau. Les vêtements étriqués et presque collants des hommes offrent plus de prise à la gueule de l'animal.

*
* *

Quelles sont les précautions à prendre, quel est le traitement à suivre dès que l'on a été mordu par un animal que l'on croit être atteint de la rage ?

Jusqu'ici la rage déclarée a résisté à tous les agents thérapeutiques.

Depuis la naissance du virus rabique, on en est réduit soit à la succion, soit à l'amputation, soit à la cautérisation.

La succion serait actuellement redoutable, dangereuse pour celui qui la pratiquerait, qu'il nous paraît impossible de rencontrer jamais un tel dévouement, si grande est la terreur qu'inspire cette maladie, même aux cœurs les plus braves et les plus résolus. Et d'ailleurs comment la pratiquer sur une blessure qui se présente sous la forme de quatre plaies croisées, meurtries, profondes? Admettons néanmoins qu'elle soit tentée, sauverait-elle pour cela le malade? Non! car pendant les quelques minutes passées à sucer l'une des plaies, l'absorption se ferait par les autres, on se serait exposé, sans espoir de sauver le blessé, à un danger terrible, presque certain.

Il en de même de la cautérisation! la cautérisation, hélas! il faut bien l'avouer, est toujours et dans dans tous les cas un supplice inutile; elle n'a jamais sauvé personne, quoi qu'on en ait dit. Si rapidement qu'elle soit faite, elle exige toujours le temps matériel de faire rougir un morceau de fer quelconque. Pendant ce temps le virus rabique, déposé dans les chairs, est rapidement entraîné dans l'appareil veineux; alors tout secours humain devient inutile. Pour le détruire il faudrait un miracle du ciel et nous ne sommes plus au temps des miracles.

Tout individu, homme ou bête, mordu par un chien enragé, est fatalement, inévitablement voué à la mort!!!

Quand elle est praticable, la ligature immédiate, à la seconde même, à un travers de deux ou trois doigts au-dessus de la morsure, pourrait peut-être retarder l'intromission du venin dans la circulation, mais encore faudrait-il que l'ablation du membre mordu fut faite quelques minutes après.

Mais que la morsure soit faite à un membre, au cou, à la figure, au tronc, etc, il faut agir avec une promptitude désespérée, ouvrir aussitôt les plaies en forme d'étoile à multiples rayons avec un couteau, un canif, un tesson de bouteille, très-largement, pour faciliter l'expulsion du venin, les faire saigner abondamment par une vigoureuse pression en tous sens, les laver au fur et à mesure avec le premier liquide qui se présente sous la main : urine, vin, bière, vinaigre, eau-de-vie, eau de chaux ou de savon ; les fouiller énergiquement de façon à chasser la plus petite parcelle de virus, qui, fût-elle grosse comme le plus petit des moucherons, suffirait à introduire la rage dans l'économie ; ensuite les cautériser avec n'importe quoi, un fer rouge, un clou, une lame de couteau, etc., ou par les caustiques chimiques les plus puissants : acide nitrique, acide sulfurique ou hydrochlorique, azotate d'argent, potasse, etc. L'essentiel est de produire rapidement la destruction complète, instantanée des parties mordues par le chien. En un mot il faut tenter l'impossible.

Mais on n'a pas toujours sous la main, un fer rouge, de l'acide nitrique ou sulfurique ; et quand on est loin du médecin, du pharmacien, force est de recourir à d'autres agents thérapeutiques, quels qu'ils soient, si dangereux qu'ils soient. L'important c'est de faire vite pour empêcher la circulation de s'emparer du venin. On n'a rien fait, nous le répétons, si on n'est pas parvenu à le détruire en totalité.

Il est un agent thérapeutique à la portée de tout le monde et que l'on trouve dans le plus humble village, dans le plus petit hameau. Cet agent médical est la poudre de chasse, qui nous paraît présenter une chance de salut par la spontanéité de son emploi et de son action. On en verse dans et sur les plaies, et on y met le feu aussitôt. Il est toujours prudent de renouveler ce genre de cautérisation. C'est une opération d'une énergie sauvage, il faut en convenir, mais la vie est à ce prix: en moins d'une demi-seconde, les morsures sont profondément atteintes et purgées de la bave dont elles étaient imprégnées. Les diggers, les trappeurs américains et australiens, les Persans ne connaissent pas de remèdes plus sûrs, plus facilement maniables contre la morsure du fer de lance, du crotal, du céraste, du coral, du serpent noir, dont le venin tue un homme en quelques minutes.

En dehors de ces moyens, malheureusement si peu certains, il faut l'avouer, la médecine est d'une grande indigence et ne possède aucun remède qui puisse, administré à l'intérieur, enrayer l'action du virus rabique.

L'intervention du médecin se borne uniquement à rendre les convulsions peut-être un peu moins violentes, l'agonie du blessé moins douloureuse, soit par l'inhalation du chloroforme, soit par d'autres substances stupéfiantes.

*
* *

Depuis des siècles, dès la plus haute antiquité on a essayé de mille choses : du chlorure d'antimoine, du mercure, du plomb, de l'étain, du curare, de l'opium de la morphine à doses progressives, du genêt d'Espagne, de la belladone, du plantain d'eau, du mouron rouge, de la sentillaire, du vinaigre à haute dose, de l'aristoloche serpentaire, des sudorifiques les plus puissants, les plus énergiques, les plus incisifs, enfin de mille ingrédients dont il serait fastidieux de faire ici la nomenclature ; tout a été employé inutilement.

En Angleterre les bains de mer ont été longtemps préconisés pour la guérison de cette maladie convulsive ; l'expérience n'a point démontré leur efficacité, ni pour prévenir, ni pour guérir.

Nous avons vu sur les bords du Volga, où ce genre d'accident se produit bien souvent, essayer des bains de vapeur, élevés graduellement jusqu'à 65 degrés, et aussi recourir aux saignées à blanc ; les spasmes ont été moins violents, les malades épuisés ont un peu moins souffert, mais tous ont succombé dans le même espace de temps.

En Italie, à Florence notamment, on a administré sous nos yeux, à l'hôpital de Sainte-Marie-Nuova, des injections hypodermiques de haschisch, de venin de vipère, de Naja, dilué à diverses doses, et aussi à des injections de nourriture dans l'estomac au moyen de la sonde œsophagienne ; aucun agent thérapeutique, rien n'a pu enrayer les propriétés toxiques du virus rabique. La cétoine dorée, la semence de Cimabra, la cédrine, la poudre de mylabre, *mylabris variabilis*, ont été expérimentés et reconnus complétement inefficaces.

Le stramonium-datura — la plus redoutable de toutes les solanées — récemment recommandé par des missionnaires revenant du Japon où, disaient-ils, on l'employait avec un constant succès, n'a partout en Europe donné que des résultats négatifs. Je dois ajouter que cette substance stupéfiante a tué tout d'un coup les malades en ajoutant aux anxieuses douleurs cardialgiques un délire furieux, Une de nos célébrités médicales, contemporaines, Magendie, a essayé les injections d'eau à 30 degrés dans la radiale. Le pouls qui donnait de 130 à 150 pulsations tomba tout à coup à 80. Les convulsions cessèrent, le malade put boire, on le crut sauvé. Mais quelques heures après, repris par les convulsions, il mourut.

Tout récemment, les journaux ont rapporté qu'un médecin russe, de la Podolie, prétendait avoir trouvé enfin un remède miraculeux, infaillible contre la rage, dans l'emploi du xanthium-spinosum, espèce de chardon bas de formes, à feuilles épineuses, velues, d'un vert terne, croissant spontanément dans toute l'Europe centrale, dans les dunes du midi, et même en Auvergne et en Dauphiné.

Il est à craindre que ce chardon ne donne pas de meilleurs résultats que le stramoine. On s'est un peu trop pressé d'ajouter foi aux vertus du xanthium-spinosum, proclamées par le docteur podolien.

Comment ! voilà un praticien qui est né

en Russie, qui a fait toutes ses études médicales dans son pays, qui exerce son art dans l'un des départements les plus éclairés de la Russie, et qui affirme que depuis une vingtaine d'années il guérit la rage de tous les côtés. Pendant vingt ans, de nombreuses cures, ajoute-t-il, attestent les propriétés miraculeuses de cette plante, et ce fait, si important pour l'humanité, reste ignoré à Moscou, à Saint-Pétersbourg, à Smolensk, à Dorpath, en un mot, partout en Russie, excepté dans son village ! Et ce n'est qu'aujourd'hui, qu'il se décide à parler ! Et à qui révèle-t-il un secret qu'il devait d'abord communiquer aux facultés de son pays, comme son devoir le lui prescrivait ? c'est à un des plus éminents professeurs de notre faculté. Nous saurons bientôt à quoi nous en tenir.

Néanmoins, il est évident que le règne végétal renferme tous les éléments propres à guérir toutes les maladies. Si la valeur thérapeutique d'une grande partie nous est connue, il est un très grand nombre de végétaux dont l'action sur l'organisme est encore inconnue ou peu connue. Souhaitons que le xanthium soit bien, cette fois, le médicament si longtemps cherché et attendu. (1).

(1) Nous venons d'apprendre que l'éminent professeur de l'école d'Alfort, M. Bouley, a

Je ne parlerai pas ici des spécifiques, des breuvages, des mixtures, des amulettes soi-disant infaillibles, qu'une foule d'empiriques prétendent posséder. Il est regrettable d'avoir à dire que malgré les progrès de la science, les populations des campagnes se soumettent encore aux pratiques absurdes de ces charlatans qui spéculent avec impudeur sur leur crédulité et qui n'ont jamais guéri que les gens bien portants. Autrefois dans les campagnes on étouffait les *enragés* entre deux matelas, après leur avoir préalablement lié les membres. Les populations ne se livrent plus aujourd'hui à ce genre de pratique atroce qui conduirait en cour d'assises ceux qui y auraient recours.

Avant de terminer ce long article écrit dans l'unique but de prévenir d'irréparables malheurs en éclairant toutes les classes de la société sur les dangers de la cohabitation avec le chien, nous ne saurions trop recommander aux familles atteintes de cette mauvaise fortune d'apporter la plus grande attention, la plus grande prudence dans le maniement des objets dont s'est servi le malade : lit, draps, couvertures, chaises, linge, meubles, en un mot *tous les objets qui ont pu être atteints par*

expérimenté le xanthium et qu'il n'en a obtenu aucun résultat.

la salive, doivent être lavés. lessivés. Il est dangereux de se servir d'un linge quelconque taché de bave. En maniant ces objets sans précautions on peut s'inoculer la maladie par la plus petite éraillure à la peau, par la muqueuse des lèvres, du nez et des yeux. La paille sur laquelle un chien malade a séjourné et est mort peut transmettre la maladie aux animaux qui la mâchent, aux volatilles de la basse-cour qui vont picorer dedans. Il en est de même d'un couteau ou de tout autre instrument ou ustensile qui aurait servi à tuer un animal enragé et avec lequel on se ferait la plus petite, la plus légère blessure; lame et instrument doivent être passés à la forge ou fortement au grès.

Bien que la plupart des médecins croient que le virus rabique ne conserve pas la même inaltérabilité que le venin de serpent, qui est de nature gommeuse, nous insistons néanmoins sur ces précautions, afin de mettre en garde les personnes à qui incomberait la triste et douloureuse mission de soigner un parent, une personne atteint de la rage, ou à recueillir après sa mort les objets qu'il a touchés ou qui sont restés à la portée de ses éjaculations de salive.

*
* *

Quand on songe aux accidents terribles que l'on a à déplorer et qui se nombrent par centaines chaque année, on demande pourquoi l'autorité n'exerce pas une vigilance plus sérieuse sur tous les sujets de la race canine et ne fait pas poursuivre, enlever et abattre impitoyablement tous les chiens rencontrés avec ou sans collier, en état de vagabondage sur la voie publique, puisque c'est l'unique moyen de prévenir des accidents qui bouleversent les imaginations les plus robustes, contre lesquels, nous le répétons, il n'existe aucun moyen préventif. Les gardiens de l'ordre, sans distinction de corps, devraient être autorisés à faire exécuter la loi et les règlements avec la plus grande rigueur. Tant pis pour ceux qui ne savent pas retenir leurs bêtes chez eux. Périssent cent mille chiens plutôt qu'un être humain !

La rage est incurable, tous les médecins le savent, l'administration ne l'ignore pas. Dans l'intérêt de tous, pourquoi ne feraitelle pas abattre sans pitié et d'office tous les chiens mordus par un chien réputé malade, malgré les criailleries de leurs maîtres qui, toujours, s'insurgeant contre la loi du bon sens, veulent attendre *pour voir* si la maladie se déclarera, oubliant, les malheureux, qu'ils peuvent être tués eux et leurs proches, quelques heures après que la bête a été mordue. Ce serait une besogne de chien, sans doute, mais il y en a de pire que celle-là. On ramasse bien, en exécution de la loi contre l'ivresse, les titubants manifestes dont les excitations alcooliques sont beaucoup moins dangereuses pour la vie humaine.

On a cru qu'en imposant les chiens on enrayerait sa reproduction. Cet impôt est dérisoire, les accidents de rage sont restés aussi nombreux. Le nombre des chiens n'a point diminué et ne diminuera que quand la taxe dont ils sont frappés, doublée, quadruplée, vingtuplée, centuplée, deviendra une lourde charge pour ceux qui voudraient se passer la fantaisie de se payer des chiens complètement inutiles. A Paris seulement on abat annuellement trois cents chiens enragés. On compte aujourd'hui en France plus de trois millions de chiens.

Depuis qu'un idiot a dit, dans un moment de délire ébrieux, que le chien est l'*ami de l'homme,* le nombre de ces animaux a plus que décuplé. C'est à partir de ce moment que la mortalité humaine, par le virus rabique, a pris des proportions épouvantables. Il est temps d'enrayer la propagation de cet animal qui serait assurément la plus adorable créature du bon

Dieu, si elle n'était soumise à l'horrible maladie qui épouvante la raison la plus robuste.

Mais, va-t-on me dire, il y a des chiens utiles, par exemple : le chien de chasse, le chien de berger, le chien de garde, le chien ratier, etc., etc.

Je ne nie pas, je n'ai jamais nié les brillantes qualités ni les services que peuvent rendre certaines espèces de chiens ; j'en demande très-humblement pardon aux marchands, aux amateurs de chiens, à la Société protectrice des animaux ; mais je crois que la vie humaine est infiniment plus respectable que celle d'un caniche ou d'un roquet.

La chasse est un plaisir, et, qu'on me passe le mot, une débauche somptuaire ; ceux qui s'y livrent peuvent payer une taxe élevée. Il y aura beaucoup moins de chasseurs, — parmi lesquels on rencontre un grand nombre de braconniers, — et le gibier, qui décroît chaque année, repeuplerait nos forêts, nos bois et nos champs. Il n'y aurait pas grand mal à cela.

Le chien de berger, en raison de son incontestable utilité, resterait complétement exonéré de toute taxe ; mais le propriétaire de cette bête, aussi bien que le propriétaire du troupeau, demeureraient solidairement responsables des accidents imputés à ces bêtes, et devraient prouver, affirmer par serment, à l'autorité, qu'ils ont des troupeaux à garder ou à faire garder. L'un et l'autre pourraient être poursuivis pour homicide par imprudence et condamnés à des dommages-intérêts.

Le chien de garde, en bonne conscience, a-t-il jamais rien gardé sérieusement? Oserait-on affirmer qu'il est une sentinelle absolument incorruptible? Non.

Comme tous ses congénères, sans exception, il est vorace, glouton, gourmand, et laisse volontiers sans beaucoup de résistance, à l'occasion, endormir ou tromper sa surveillance par un appétissant saucisson assaisonné de strichnine, d'arsenic, de pâte phosphorée et autres substances analogues. On ne peut pas demander au chien plus que ne comportent ses aptitudes naturelles. Cerbère lui-même, ce chien légendaire, concierge de l'empire de Pluton, ne s'est-il pas laissé séduire par une tartine de miel que lui offrit la Sibylle pour faire entrer subrepticement Enée aux enfers? Et plus tard la musique d'Orphée, cette musique de vieux cuivre, ne lui fit-elle pas oublier sa consigne? Et pourtant Cerbère avait trois têtes!

Le ratier ne me paraît pas plus utile que le chien de luxe, que le chien de garde. Cette espèce de chien n'a pas toujours existé. Il n'y a guère qu'une quarantaine d'années qu'elle a été introduite en France. Les rats sont-ils moins nombreux aujourd'hui qu'ils ne l'étaient alors? D'ailleurs, nous possédons dix substances toxiques pour les détruire.

Il est plusieurs races de chiens — entre autres le havanais et le levrier, — hideux, grincheux, galleux, stupides, insupportables, infectes, introduits en Europe par le navigateur Vasco de Gama, qui ne servent à rien, si ce n'est de poupées aux vieilles filles, aux lorettes. Je ferais une hécatombe de tous ces monstres enjuponnés, frisés, pommadés, parfumés, ornés de faveurs roses ou bleues ; ou tout du moins je les frapperais d'une taxe fabuleuse, fantastique.

Un massacre de tous ces azors ! vont gémir les lorettes, les douairières et les imbéciles. De si bonnes et si douces bêtes !

Oui, mesdames, ces si douces bêtes qui tuent, bon an mal an, en France plusieurs centaines d'individus, en Angleterre plus d'un millier, en Allemagne jusqu'à dix-huit cents, ces si bonnes bêtes vous tueront peut-être un jour, vous ou les vôtres!..

On va se récrier contre moi. La Société protectrice des animaux, qui canonise les sauveteurs de caniches, va me lancer dans les jambes toute la gent aboyeuse ; sa sensiblerie ne s'étendant pas jusqu'à protéger la vie humaine. A mon sens, elle ferait mieux d'encourager, de récompenser par des médailles de prix, ces braves et courageux sergents de ville qui, bon an mal an, pour sauver la vie des autres, tuent, au péril de la leur, une centaine de chiens enragés. Cela vaudrait mieux que de décerner pompeusement des vieilles rondelles de bronze, accompagnées de cerficats sur peau d'âne, aux individus qui élèvent des serins et des merles.

Quand on aura lu les lignes qui vont suivre on trouvera peut-être que je ne mérite ni le bûcher ni la potence en proposant de centupler la taxe actuelle sur ces bichons et tous les chiens de petite taille, en un mot sur toutes les races inutiles, d'autant plus dangereux que l'on vit avec eux dans la plus étroite intimité, qu'on leur donne une place au coin du foyer, et qu'on ne se défie pas de leurs caresses, bien qu'ils portent, plus que toutes les autres espèces de chien, le germe de la plus horrible, de la plus redoutable maladie. Le pain et les friandises que ces petits monstres consomment chaque jour seraient mieux placés dans l'estomac des pauvres.

M. de F..., agent consulaire en Valachie, avait deux charmantes et gracieuses jeunes filles : l'une de dix-huit ans, l'autre de vingt. Toutes deux désiraient un havanais. Le père et la mère résistèrent longtemps, des années, aux désirs de leurs enfants. Etait-ce un pressentiment de la catastrophe qui devait les frapper ? Ils cédèrent. Un soir, les deux jeunes filles, assises sur un sopha, jouaient avec ce havanais tout enrubanné ; l'une fut mordue à la joue, l'autre à l'épaule, presque au même moment. On ne fit aucune attention à cet accident. Bientôt le chien disparut, et trente et quelques jours après ces deux malheureuses enfants mouraient enragées à vingt-quatre heures l'une de l'autre.

Combien de jeunes filles et d'enfants ont été tués par ces races lilliputiennes ! combien d'autres périront de la même façon !!!

On ne saurait trop le répéter : ce qu'il faut que l'on sache, c'est qu'un chien mordu le matin peut, en vous mordant le soir, vous communiquer bel et bien la rage.

A mort donc tous les chiens de races havanaises, tous les chiens de luxe, tous les chiens inutiles dont la présence au logis est une menace permanente de mort...

On a créé des prix pour récompenser les travaux littéraires, artistiques, scientifiques. Le Gouvernement, par le même procédé, encourage la vertu, couronne des rosières ; il fait bien, surtout par le temps de corruption qui court, où les mœurs se relâchent de plus en plus, où les liens de famille s'affaiblissent chaque jour davantage, où l'on se fait gloire de ne croire à rien, de ne rien respecter, ni la loi, ni l'autorité, ni la famille, et où la société est menacée de s'en aller à vau-l'eau.

Chaque année, contrairement au proverbe, le propriétaire d'un cheval de course qui a gagné le grand prix de la ville de Paris, trouve dans les sabots de sa monture une somme de cent mille francs que le très-gracieux conseil municipal actuel de Paris, dont fait partie le courageux défenseur de Clément Thomas et du général Lecomte, très-avare, comme on sait, des deniers et des sueurs du peuple, vote néanmoins à l'unanimité. Je ne blâme pas le conseil municipal de Paris de cette prodigalité contre laquelle, on doit se le rappeler, les personnages qui en font aujourd'hui partie ont tant crié, hurlé, glapi sur tous les tons, sous l'administration de M. Haussmann. J'avoue que je ne suis pas absolument un admirateur zélé de ces luttes hippiques qui enrichissent l'homme, quand la bête, devenue vieille, inutile, fourbue, va traîner le reste de ses jours entre les brancards d'un vieux tombereau disloqué, boueux, vermoulu, conduit par un charretier ivrogne, brutal, abruti, féroce, sous le fouet duquel elle meurt d'épuisement, de faim, de fatigues et de coups.

Je puis me tromper, mais je crois que ces cent mille francs promis à quiconque, sans distinction de nationalité, découvrirait un remède contre la rage — ce remède ne guérît-il seulement que quinze personnes sur cent, — auraient pour effet d'encourager les médecins, les pharmaciens, les chimistes, les vétérinaires, les savants du monde entier à faire des recherches, des études, des expériences qui amèneraient peut-être un jour un résultat plus utile et surtout plus heureux pour l'humanité.

P.-S. — On a beaucoup crié contre la muselière. Les uns prétendent qu'elle n'est nécessaire que pour les chiens méchants et féroces ; d'autres demandent la suppression totale de cet engin de torture capable de favoriser, affirment-ils, le développement de la rage. La muselière est désagréable, insupportable aux chiens, je ne le conteste pas, mais je puis affirmer qu'elle ne peut, en aucune circonstance, développer la rage chez le chien si l'animal n'en porte pas déjà le germe. La muselière est nécessaire pour prévenir d'irréparables malheurs. La loi qui l'impose est prudente ; il faut, pour la sécurité de tous, appliquer la loi dans toute sa rigueur.

VIPÈRE

La famille des serpents venimeux est nombreuse et variée. Ces hideux reptiles, symbole et incarnation de la malfaisance, dont on ne s'explique pas l'utilité dans la création, inspirent une terreur folle, insurmontable à tous les animaux, même au lion, même à l'homme, ces deux rois de la terre.

Remercions notre père Noé, porté et promené par les eaux du déluge, de n'avoir, en passant au-dessus de notre belle France, laissé tomber de son arche que la vipère, bien que ce reptile soit presque aussi dangereux que le crotal, *vulgo* serpent à sonnettes, que l'ular-lymp des îles Malaises, que la naja et la manilla de l'Inde, que le fer de lance de nos colonies américaines, que l'ammonite, vipère à museau obtus, que le plature des mers de l'Inde, que l'élaps, que le coral et l'uru des forêts.

vierges du Brésil, que le céraste cornu des steppes de la Perse, qui tous portent un venin d'une subtilité foudroyante, capable de tuer un homme en quelques minutes.

La vipère, comme tous les sujets de la famille des hétérodermes, est d'une redoutable fécondité. Elle est vivipare, c'est-à-dire que les petits, de dix à vingt-cinq, par chaque portée, naissent vivants, bien conformés, pas plus gros qu'un lombric. Dès leur naissance la morsure est déjà dangereuse. La mère les veille pendant quelques jours, les abrite dans les fissures des vieux troncs d'arbres, dans les crevasses ou le long des vieilles murailles exposées au soleil et tapissées d'herbages.

La vipère se tient de préférence dans les terrains rocailleux, sablonneux ; on la rencontre rarement en plaine, mais assez fréquemment, en été, dans les halliers avoisinant les marais et les ruisseaux coulant sous des ronces et des hautes herbes aquatiques, où elle trouve en abondance les petits animaux dont elle se nourrit. Elle est particulièrement redoutable à deux époques de l'année, au printemps et à l'automne, c'est-à-dire en avril et en septembre.

En avril elle sort des vieilles murailles, des vieilles souches où elle est restée blottie et engourdie complétement durant l'hiver ; on la voit entre neuf heures du matin et trois heures de l'après-midi, se dégourdir, reprendre son énergie au soleil du printemps, sur le bord des sentiers, le long des rochers ou sur les buttes desséchées des taupes et des fourmis, mais s'éloignant peu de son gîte.

En septembre, elle vient encore aux mêmes heures se chauffer au soleil pour combattre l'engourdissement qui commence à l'envahir.

Ce reptile se distingue des serpents inoffensifs par des traits assez caractéristiques : Corps cylindrique, écailleux, tête courte, obtuse en avant, plate, triangulaire, en forme de V, mâchoire largement fendue, peau sombre, imbriquée, à reflets métalliques, queue courte. La taille de la vipère dépasse rarement deux pieds.

Sa couleur d'un rouge de brique, de rouille ou noirâtre, selon l'espèce à laquelle elle appartient, la fait souvent confondre avec une branche pourrie ou dépourvue d'écorce; on marche dessus par mégarde, elle vous saute aux jambes ou aux mains et vous mord cruellement.

Tout d'abord, établissons que les serpents, quels qu'ils soient, ne piquent pas selon le sens absolu du mot ; ils mordent avec les deux dents de la mâchoire supérieure, que nous connaissons sous le nom de crochets, doués d'un mouvement rétractile vers les gencives où ils s'enchâssent horizontalement. Ces crochets, que l'animal fait mouvoir ensemble ou séparément, à sa volonté, puisent leur venin dans des glandes vésiculaires placées en arrière de l'œil.

Comment ce reptile ainsi que tous ses congénères parviennent-ils à distiller leur poison? c'est ce que l'on ignore. Ce venin liquide, oléagineux, jaunâtre et délétère lui sert probablement de moyen d'attaque et de défense. Il diffère du virus rabique en ce que celui-ci est accidentellement produit par une secrétion morbide.

On a pris pour son dard sa langue noirâtre, cylindrique à sa base, bifide à son extrémité, qu'elle fait vibrer et rayonner à chaque instant autour de sa gueule. Est-ce pour mieux saisir sa proie que la nature la lui a faite ainsi? Je ne pense pas; il est plus probable que le mouvement étrange de ces deux aiguillons charnus, très-flexibles, impuissants à nuire, est un moyen de transpirer, comme les sujets de la race canine, qui ne transpirent pas par la peau et qui halettent sans cesse.

Pour mordre, la vipère ouvre largement la gueule, frappe sa mâchoire supérieure sur l'inférieure qui lui sert de point d'appui pour enfoncer ses redoutables dents fistuleuses dans l'objet qu'elle saisit.

Elle est rarement agressive, n'attaque jamais l'homme ni aucun animal sans être provoquée. Elle siffle avant d'attaquer, pour prévenir de sa présence, ce que ne font pas la plupart des grands serpents venimeux dont on vient de parler. Mais dès qu'on l'approche et qu'elle se croit menacée, elle se love avec une vivacité qu'on ne soupçonne pas chez un animal généralement très-lent dans ses mouvements, c'est-à-dire qu'elle s'enroule en spirale la tête au milieu, inclinée en arrière et se décoche avec la rapidité de l'éclair.

Dans cette action impulsive, prodigieuse, elle ne quitte jamais le sol, où elle reste appuyée sur sa queue. Elle ne peut donc, dans la plupart des cas, que mordre les parties inférieures qui sont le plus exposées. C'est à tort que l'on croit qu'elle peut vous sauter à la figure ; elle n'atteint les parties hautes du corps que quand elles se trouvent à sa portée.

Le danger de l'empoisonnement par la vipère ou tout autre serpent venimeux est d'autant plus redoutable que le reptile est plus gros, plus âgé, et qu'étant resté longtemps sans mordre, il a plus de venin en réserve, et aussi selon que l'état de l'atmosphère est orageux, électrique. La température exerce sur ces animaux une influence énorme. Cette prédisposition de l'animal explique pourquoi sa morsure n'a pas toujours le même caractère, et le même degré d'intensité et de violence.

Quand la blessure est profonde, le blessé ressent une secousse horrible, qui file le long de la colonne vertébrale comme un courant électrique. Un sentiment indéfinissable de froid vous saisit des pieds à la tête. Une douleur excessivement aiguë se fait sentir dans tout le membre blessé qui est envahi aussitôt par un engorgement pâteux. Un malaise général s'empare de tout votre être. Cette morsure laisse deux petits trous juxta-posés, à peine visibles, pas plus apparents qu'une piqûre d'abeille ou de frelon et qui déterminent en quelques secondes des phénomènes toxiques et adynamiques des plus graves. La peau se tuméfie, devient lisse, luisante, rouge livide (1).

Le reptile mord rarement deux fois de suite. Il arrive cependant qu'il redouble sa

(1) Bien que le venin de la vipère possède à un si haut degré des propriétés toxiques quand il est inoculé dans la circulation, il peut être avalé impunément : l'action des sucs gastriques sur toutes les substances animales explique pourquoi le venin de la vipère est sans action quand il est mis en contact avec les parois de l'estomac.

morsure, puis il file en rampant péniblement pour se lover un peu plus loin, ou rentrer dans son trou, ou se cacher sous les roches, sous les lacis de racines ; on a le temps de lui écraser la tête ou de lui briser les vertèbres pour l'empêcher de manœuvrer de façon à mordre de nouveau, ce qu'il tente quelquefois de faire quand un obstacle quelconque lui ferme le passage. La vipère a la vie dure, très-dure, très-tenace; elle résiste longtemps aux blessures les plus graves. Il faut s'en méfier. Nous avons vu souvent ce reptile chercher à mordre bien qu'il eût la tête à moitié écrasée.

De même que la piqûre de la mouche charbonneuse, la morsure de la vipère est d'autant plus dangereuse qu'elle est faite dans le voisinage des organes essentiels à la vie : les voies respiratoires et digestives : larynx, pharynx, nerfs pneumogastriques, etc., etc. Les symptômes de l'empoisonnement se manifestent, comme je viens de le dire, en quelques secondes. La blessure s'enflamme, bave presque aussitôt une sérosité jaunâtre. Le poison semble suivre le cours des vaisseaux lymphatiques et des troncs veineux. Le blessé est pris d'une céphalalgie violente, de vertiges, de nausées, de vomissements bilieux, d'angoisses inexprimables, de hoquets convulsifs, de sueurs froides et visqueuses, de somnolence invincible, de soif ardente, d'élancements cérébraux ; le pouls se ralentit, les gencives s'engorgent ; cet engorgement est bientôt suivi d'une hémorragie d'une fétidité insupportable, et d'une série d'autres accidents qu'il est inutile d'énumérer ici. En quelques heures les accidents ont acquis toute leur intensité. Toute l'enveloppe tégumenteuse prend une teinte ictérique fort remarquable.

Si, dès le début, l'ensemble de ces accidents n'est point aussitôt enrayé, calmé par un traitement d'une suprême énergie, le danger prend de minute en minute un caractère alarmant. Les sphynctères cessent de fonctionner et la mort arrive, en quelques heures, par lipothymie, c'est-à-dire par défaillance. Dans beaucoup de cas, la guérison a lieu, mais le sujet atteint conserve pendant plusieurs années, un teint de jaunisse. Les hommes n'en meurent pas toujours, mais il est rare que les enfants en réchappent.

Je viens d'exposer sommairement les désordres que détermine dans l'économie le venin de la vipère. Il me reste à indiquer les précautions à prendre et le traitement à suivre, à défaut des secours immédiats du médecin ou du pharmacien, pour conjurer le danger.

Il faut, tout d'abord, lier le membre blessé au-dessus de la morsure pour suspendre la circulation pendant quelque temps, et retarder autant que possible l'intromission du venin dans l'appareil veineux, ouvrir profondément la plaie avec un instrument quelconque, voire même un tesson de bouteille, exprimer le sang par la pression des doigts, en tous sens, la laver au fur et à mesure avec le premier liquide venu, n'importe lequel, puis cautériser avec un fer, un clou, une lame de couteau rougi à blanc, ou par les caustiques chimiques les plus puissants, et ils sont nombreux : Azotate d'argent, acide hydrochlorique, acide sulfurique ou nitrique, potasse, soude, savon, chaux vive, peu importe ; l'essentiel est de produire la destruction complète, instantanée, des parties mâchées par le reptile.

Mais on n'a pas toujours sur soi ou sous la main un fer rouge, de l'acide nitrique ou hydrochlorique, de l'azotate d'argent ; et quand on est seul, loin de son domicile, d'un médecin, d'un pharmacien, force est de recourir à un traitement qui entrave promptement l'action du venin.

L'emploi de la poudre de chasse nous paraît être ici, comme dans la morsure du chien malade (v. page 20), le caustique le plus sûr et le prompt.

Se poser *sur* et *dans* les parties mordues une forte pincée de poudre de chasse, accumulée en forme de cône, de façon à ce que la base s'étende le plus possible autour de la plaie, y mettre le feu est l'affaire de quelques secondes. D'un seul coup, la morsure, profondément atteinte, et purgée du venin dont elle était imprégnée.

Je ne présente pas l'usage de la poudre de chasse comme une panacée universelle. Il suffit qu'elle ait eu sous nos yeux en maintes occasions et sur moi-même, dans le cours de mes pérégrinations à travers l'Orient, des résultats heureux, pour m'encourager à en recommander l'emploi.

A défaut d'autre agent thérapeutique sous la main, elle a une puissance de cautérisation des tissus infectés plus rapide et plus certaine que le fer rouge. Elle est un caustique d'autant plus précieux qu'il ne réclame aucun préparatif et qu'il peut être employé sur-le-champ. Or, quand il s'agit d'une morsure de vipère ou de chien malade, on ne saurait trop promptement empêcher l'absorption du poison.

L'expérience de tous les siècles, celle des peuples intertropicaux, où les reptiles sont très-nombreux et très-dangereux, constate que, après la cautérisation et simultanément les remèdes les plus propres à opposer à l'empoisonnement par le venin des serpents, sont les sudorifiques incisifs qui accélèrent les mouvements du cœur. Le venin des serpents agit sur le sang en le coagulant et détruit l'irritation nerveuse en quelques minutes ; donc tous les remèdes qui en augmentent la fluidité sont bons. Il faut donc se hâter de provoquer une transpiration copieuse. On obtiendra ce résultat en prenant de dix minutes en dix minutes pendant la première heure, et de quart d'heure en quart d'heure la deuxième, une cuillerée à bouche, soit d'eau tiède, soit d'une infusion de bourrache, de sureau, d'aristoloche serpentaire, additionnée de huit ou dix gouttes d'ammoniaque liquide pour un verre. En même temps, on emploiera à l'extérieur l'ammoniaque coupé d'un quart d'eau en frictions et en larges compresses maintenues humides dans le plus grand rayon possible de la morsure. L'épiderme constellé d'une multitude de suçoirs doués d'une grande activité absorbe très-rapidement ce caustique, le fait pénétrer dans l'organisme, et le venin qui a pu passer dans le torrent veineux est bientôt neutralisé.

La succion immédiate de la blessure est recommandée comme un moyen très-efficace d'empêcher l'absorption du venin. La succion n'est pas un moyen nouveau ; elle est connue de toute antiquité et pratiquée par tous les peuples où l'on rencontre des serpents et des insectes venineux. Elle est sans danger si les lèvres et les gencives ne présentent aucune plaie, le venin n'étant point absorbé par les surfaces qui ne sont ni dénudées ni éraillées. Peu de personnes auraient, croyons-nous, le dévouement de M. Dumeril fils, qui a sauvé son père, mordu dans la forêt de Senart par une vipère de la plus mauvaise espèce, en suçant la plaie qu'elle lui avait faite au poignet. M. Duméril fils avait alors soixante-et-un ou deux ans, et son père en portait gaillardement quatre-vingt-cinq ou six.

Les Psylles des armées romaines guérissaient les soldats mordus par les reptiles en suçant leurs plaies. L'histoire rapporte que la reine Eléonore sauva de cette manière son époux blessé par une flèche empoisonnée. On pourrait remplacer la succion, qui est en somme très-répugnante et dangereuse par l'emploi de la ventouse ; mais il est regrettable d'avoir à dire qu'aucune de celles dont on se sert actuellement ne nous paraît pas assez puissante pour agir avec toute l'énergie que commande le danger.

Les oiseaux de passage, les grands échassiers : grues, hérons, cigognes, etc., le hérisson se nourrissent volontiers de reptiles. Leur manière de s'en emparer sans danger est la même chez tous les volatiles : ils l'étourdissent à coups d'ailes, lui coupent la tête et mangent le reste, ou l'emportent à travers les airs pour leurs petits. Le hérisson se pelotonne sous sa cuirasse épineuse, lui monte sur la nuque et de deux coups de dents la décapite.

Et pourtant en France, on fait stupidement une guerre acharnée à ces volatiles et aux hérissons, qui rendraient de précieux services, si on savait les utiliser et les domestiquer. En Allemagne, des lois sévères les protégent, et ces lois sont rarement appliquées. Les populations allemandes, moins malfaisantes, plus sensées, et plus respectueuses de la loi qu'on ne l'est chez nous, attirent au contraire ces animaux par toutes espèces d'appâts. Nous avons aussi en France des lois et des règlements qui interdisent la destruction des oiseaux et de leurs nids ; mais on laisse partout *dormir la loi.* On se fait gloire de tuer une cigogne, un héron, une grue, un hérisson, qui ne vivent que d'insectes et de reptiles, etc., et la vipère multiplie et pullule en toute liberté. Dans certaines localités, elles sont un fléau.

On protége le gibier, les amours et les noces du poisson, pourquoi n'étendrait-on pas cette même protection aux animaux ophiophages ?

MOUCHES CHARBONNEUSES

La mouche charbonneuse, plus connue dans les campagnes sous le nom de — mouche à charogne — est un peu plus forte que la mouche de cuisine. Elle est laide, repoussante, couleur d'acier, terne, mouchetée de points noirs. Elle va pâturer sur des matières mortes ou altérées par la fermentation putride le long des chemins, dans les rues, dans les bois, partout, en un mot, où elle rencontre des animaux morts, gisant à l'air ou mal enterrés, et qui sont autant de foyers d'infection où elle puise le venin qu'elle va porter au loin, jusque dans nos demeures. On la voit souvent dans les villages rôder aux étaux des bouchers, s'acharnant aux morceaux de viandes avariées, ou encore le long des mares, des ruisseaux, sur des matières organiques azotées, sulfurées, phosphatées.

Il est rare que l'on soit piqué chez soi ; c'est presque toujours durant l'été, dehors, à la promenade, le plus souvent au repos, sur le bord d'un sentier, d'un chemin, dans un pré, sous bois que ce genre de mouches vous inocule une pustule charbonneuse, qui détermine avec une effroyable rapidité des accidents très-graves, qui peuvent amener la mort.

On reconnaît de suite les symptômes de cette inoculation.

Ces symptômes se caractérisent presque à l'instant même par un sentiment de cuisson brûlante, une douleur aiguë, comme une étincelle qui vous tombe sur la main ou sur la figure. La piqûre de la mouche ordinaire, autrement dit mouche de cuisine, n'occasionne qu'une sensation passagère, une simple démangeaison agaçante, de quelques secondes. Celle-ci ne recherche que les matières sucrées ou graisseuses. Il n'y a donc pas à s'y tromper.

La piqûre de la charbonneuse laisse toujours un point rouge aréolé, brûlant, qui s'enflamme lentement sur les contours, se boursoufle et prend une teinte plombée, d'un sinistre aspect. Si l'on n'y prend garde aussitôt, cette boursouflure, pleine de sérosités âcres, devient une tumeur inflammatoire et gangreneuse. A peine grosse, dès le début, comme une tête d'épingle ordinaire, elle s'élargit, se développe plus ou moins vite, de quelques heures à douze heures au plus.

Au visage et au cou, l'inflammation commence assez rapidement. La douleur s'étend, devient lancinante, insupportable; elle monte comme si elle suivait les vaisseaux veineux. A mesure qu'elle s'étend, elle paralyse pour ainsi dire toutes les parties environnantes. Quand on a négligé de recourir au médecin, le venin tombe dans le torrent circulatoire et la mort arrive au milieu de souffrances atroces.

Au barrage du Shélif, dans le gouvernement d'Oran, entrepris il y a quelques années pour irriguer et mettre en culture cent mille hectares de terre restés improductifs, faute d'eau, dix-neuf Arabes employés à ces travaux, dans une période de deux mois, sont morts des suites de piqûres de mouches charbonneuses qui avaient sucé du poisson pourri, et malgré les soins les plus intelligents qui leur ont été donnés, peut-être un peu tardivement.

L'un d'eux, piqué le matin en se levant, entre la cheville et le talon, mourut le lendemain soir ; le venin lui montait le long de la jambe et des cuisses, filait sur le côté jusqu'au cou, laissant sur son passage des marbrures noirâtres.

Est-ce aux matières éminemment phosphoreuses du poisson pourri qu'est dûe la violence de ces empoisonnements? Cela est d'autant plus supposable que ces accidents sont très-communs aux bords de la mer, où ce genre de mouche pâture sur les mollusques et les carcasses de poissons pourris déposés par le flot le long des galets ou dans les rues.

L'intoxication de ce genre de poison dans l'organisme est fréquemment mortelle. Ce n'est que depuis peu d'années que l'on en connait la redoutable activité.

Le danger de la piqûre est en raison de la putréfaction des corps sur lesquels ces insectes sortent de butiner : si la charogne est en pleine putréfaction, c'est-à-dire à l'état de boue infecte, ce danger est extrêmement grave; si au contraire elle commence seulement à se décomposer, il est peut-être moins grand, mais toujours très-sérieux. Et comme on ignore où la mouche qui vous a piqué sort de pâturer, il est prudent de recourir aussitôt à une médication énergique.

Celle dont il a été parlé plus haut, à propos de la morsure de la vipère (1) me

(1) Voir aussi page 20.

paraît être le plus sûr moyen d'enrayer immédiatement la marche du venin qui, tout d'abord, n'est jamais déposé profondément sous la peau. On se hâtera donc d'inciser en croix ou d'écorcher à coups d'ongles la partie piquée, de presser la plaie en tous sens pour en faire sortir le plus de sang possible, dont l'émission entraîne une grande partie du venin, de la laver avec le premier liquide venu, puis de recourir aux frictions d'ammoniaque. Ce liquide caustique en pénétrant l'épiderme et le derme, dénature le venin que la mouche y a déposé.

Ce traitement est le même pour les piqûres du scorpion, du frelon, de la guêpe et celle de l'abeille. Pour cette dernière, une feuille de noyer écrasée entre les doigts et appliquée fraîche sur la piqûre, a très-souvent donné de très-bons résultats immédiats.

FIN.

www.ingramcontent.com/pod-product-compliance
Ingram Content Group UK Ltd.
Pitfield, Milton Keynes, MK11 3LW, UK
UKHW020351220726
13923UKWH00004B/1604